AF315196

BIBLIOTHÈQUE ODONTOLOGIQUE

PUBLIÉE SOUS LE PATRONAGE DE L'ÉCOLE DENTAIRE DE PARIS

FRACTURES

DU

MAXILLAIRE INFÉRIEUR

APPAREILS DESTINÉS A Y REMÉDIER

PAR

P. MARTINIER

Professeur suppléant à l'École dentaire de Paris
Secrétaire général de la Société d'Odontologie

Communications faites à la Société d'Odontologie de Paris

(Séances des 3 mai et 8 novembre 1892)

PARIS

SOCIÉTÉ D'ÉDITIONS SCIENTIFIQUES

4, RUE ANTOINE-DUBOIS

PLACE DE L'ÉCOLE DE MÉDECINE

1893

BIBLIOTHÈQUE ODONTOLOGIQUE

PUBLIÉE SOUS LE PATRONAGE DE L'ÉCOLE DENTAIRE DE PARIS

FRACTURES

DU

MAXILLAIRE INFÉRIEUR

APPAREILS DESTINÉS A Y REMÉDIER

PAR

P. MARTINIER

Professeur suppléant à l'Ecole dentaire de Paris
Secrétaire général de la Société d'Odontologie

Communications faites à la Société d'Odontologie de Paris

(Séances des 3 mai et 8 novembre 1892)

PARIS

SOCIÉTÉ D'ÉDITIONS SCIENTIFIQUES

4, RUE ANTOINE-DUBOIS

PLACE DE L'ÉCOLE-DE-MÉDECINE

1893

CHATEAUROUX. — TYP. ET STÉRÉOTYP. A. MAJESTÉ ET L. BOUCHARDEAU

FRACTURES DU MAXILLAIRE INFÉRIEUR

Observation n° 1.

M. X..., emballeur, âgé de 49 ans, fut victime d'un accident, le 25 octobre dernier. A la suite d'une chute, une caisse lui tomba sur le côté droit de la face, et la mâchoire inférieure fut pressée violemment contre le sol.

Le docteur appelé par le malade le traita jusqu'au 6 novembre et se décida ensuite à l'adresser à la clinique de l'École.

A l'examen nous constatâmes :

1° Une fracture du maxillaire inférieur, siégeant à la symphise du menton ; sa direction est verticale d'abord et s'étend ensuite obliquement à gauche. Les bords osseux fracturés sont taillés en biseau.

Comme la caisse n'a point porté directement sur la région où l'os est rompu, nous avons affaire à une fracture de cause indirecte, résultant de la compression du maxillaire inférieur entre le corps vulnérant et le sol ; cette compression tendait, en effet, à effacer sa courbure physiologique.

2° Une fracture partielle, horizontale, du bord alvéolaire du même os, partant de la ligne médiane des incisives et s'étendant jusqu'à la canine gauche.

Les tablettes alvéolaires, interne et externe, adhéraient aux dents qui, elles-mêmes, n'étaient retenues que par des lambeaux de gencive.

Il existait une suppuration abondante, et les deux dents et leurs débris alvéolaires baignaient dans le pus.

Le malade présentait tous les symptômes classiques des fractures du maxillaire inférieur.

Indépendamment de la douleur ressentie au moment de l'accident et réveillée par les mouvements de la mâchoire,

Gêne dans la déglutition ;

Impossibilité de mastication ;

Tuméfaction de la région fracturée ;

Sang mêlé à la salive ;

Chevauchement des fragments, que l'on constatait en saisissant la mâchoire avec les deux mains, d'un côté et de l'autre du foyer de la fracture.

Mais le symptôme le plus frappant était le déplacement en dedans de la moitié gauche du maxillaire, et par cela même la diminution du diamètre de la courbure de la mâchoire.

L'articulation n'existait plus, la face linguale des molaires supérieures venant s'articuler sur la face labiale des molaires inférieures.

J'ajouterai à ces symptômes l'aspect cachectique du malade dont le teint était jaune et plombé ; c'est une conséquence normale de l'altération de la nutrition, par suite de l'impossibilité de la mastication.

Je dois aussi mentionner le traitement prescrit jusqu'alors au malade, et qui consistait en gargarismes et en frictions faites sur la partie externe de la joue avec une pommade, ce qui fait supposer que le médecin qui le soignait ne le traitait pas pour une fracture.

Je procédai immédiatement à l'extraction des dents fracturées et des bords alvéolaires et je fis des lavages étendus au moyen d'injections d'eau phéniquée et iodée.

Une difficulté venait s'adjoindre à la prise de l'empreinte, par suite du temps écoulé depuis la fracture : la constriction des mâchoires ne permettait que difficilement l'introduction du porte-empreinte chargé de plâtre. Cependant, après quelques efforts, je fus assez heureux pour obtenir une empreinte satisfaisante.

Je confectionnai alors une attelle interdentaire en aluminium, recouvrant bien exactement le maxillaire inférieur dont la fracture avait été réduite sur mes modèles à l'aide de l'articulation.

De nombreux trous y étaient percés afin de faciliter les lavages.

Puis je procédai à la réduction de la fracture et à la pose de l'appareil sur le malade.

Il fut fixé à l'aide de deux fortes tiges métalliques passées entre les deux prémolaires au niveau du collet et, comme ces dents étaient très solides et très serrées, cela suffisait pour avoir la rétention nécessaire.

Quoique mon malade n'eût pas pratiqué les lavages antiseptiques aussi souvent que je le lui avais recommandé, au bout de quelques jours il pouvait mastiquer des aliments semi-solides, et, dix jours après, il reprenait son travail, la suppuration avait complètement disparu et la cicatrisation était en bonne voie.

Je n'enlevai l'appareil qu'un mois après, c'est-à-dire lorsque je fus bien sûr qu'il n'y avait plus de danger à le faire et que la consolidation était parfaite.

A ce moment la guérison était effectivement complète.

Je vous présente en même temps l'appareil qui a servi à la contention, ainsi que les moulages avant et après la réduction.

L'appareil qui m'a servi pour le traitement de ce cas laisse la liberté aux mouvements de l'articulation temporo-maxillaire, sa construction est facile et il est très bien toléré.

Observation n° 2.

*Fracture du maxillaire inférieur produite dans l'extraction d'une
dent au davier. — Absence de traitement pendant un mois. — Suppuration abondante dans le foyer de la fracture. — Séquestres
multiples. — Accidents septiques généraux.
Antisepsie locale. — Enlèvement des séquestres. — Application d'un
appareil. — Guérison.*

M. B..., 42 ans, représentant de commerce, se présente à la clinique de l'Ecole dentaire le dimanche 26 mai 1892.

Ce malade se plaint de douleurs violentes habituelles dans la région
des dernières molaires du côté droit.

Aspect général mauvais, coloration bistrée des téguments, teinte
subictérique des conjonctives, quelques mouvements fébriles dans
la journée et surtout le soir. Appétit complètement perdu depuis le
début des accidents. Plus de sommeil, état de souffrance et de dé-
pression morale.

Redoute les tentatives d'exploration et marche lentement avec une
certaine difficulté. Regard anxieux. Vue notablement affaiblie.

Ce malade est manifestement sous le coup d'accidents septiques
remontant à une date déjà éloignée dont l'origine serait une extraction faite chez un praticien de la ville le 20 avril dernier (extraction de la 2ᵉ prémolaire et de la 1ᵉ grosse molaire). Depuis lors, il
a toujours éprouvé une douleur locale assez vive pour que la mastication des aliments solides ait été impossible. Les divers procédés
mis en usage pour remédier à cet état n'ont pas réussi.

L'extraction a été faite au davier. (Il est absolument affirmatif à
cet égard.) En faisant ouvrir la bouche et en examinant la région,
nous constatons immédiatement l'existence d'une fracture de la mâchoire inférieure, oblique de haut en bas et d'arrière en avant, l'extrémité antérieure aboutissant au bord inférieur de l'os, au niveau de la
1ʳᵒ prémolaire, l'extrémité postérieure aboutissant au bord supérieur,
immédiatement au-devant de la 2ᵉ grosse molaire.

Dénudation du bord alvéolaire du maxillaire dans l'espace cor-
respondant à la 2ᵉ prémolaire et à la 1ᵉ grosse molaire enlevées.
Déplacement considérable en haut du fragment postérieur, la face triturante des couronnes des deux dernières molaires restantes est re-
montée au moins de 1 centimètre ; suppuration abondante et fétide au
niveau du foyer de la fracture. L'aspect général était si mauvais, les
antécédents tellement graves que j'hésitai à prendre la responsabilité
d'un traitement commencé dans de pareilles conditions. Je m'y
décidai seulement sur les instances du docteur Thomas, qui m'affirma
que, avec une antisepsie locale aussi rigoureuse que possible et un
appareil de contention bien compris, nous arriverions très vite à une
amélioration sensible de l'état général et plus tard à la consolidation
de la fracture.

Je commence par une irrigation sérieuse du foyer de la fracture avec une solution phéniquée au 100°. J'enlève plusieurs séquestres mobiles qui baignaient auparavant dans le pus, puis je prends l'empreinte (fig. 1).

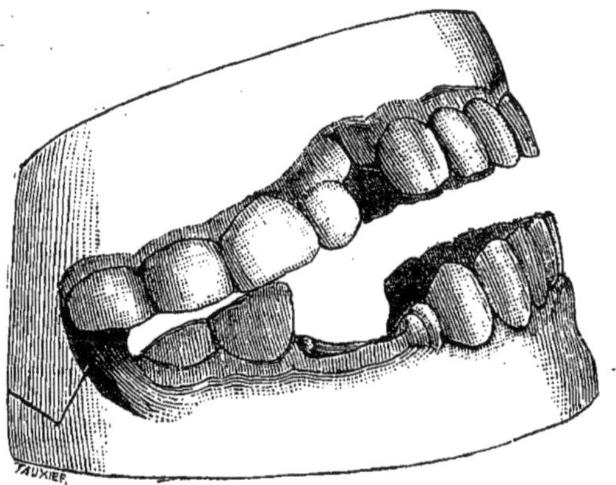

Figure 1.
Moulage avant le commencement du traitement.

J'attire l'attention sur un point que l'on voit très bien dans la fig. 1 : c'est que la partie antérieure de la face triturante de la 2me grosse molaire était seule en contact avec les dents antagonistes de la mâchoire supérieure ; la partie postérieure de la face triturante de cette même dent, et la face triturante tout entière de la 3° grosse molaire ne rencontraient pas les dents supérieures ; ce fait est dû au déplacement, dont l'étude est si intéressante dans les fractures du maxillaire inférieur. Ce mouvement de bascule s'explique, comme on sait, par l'action des muscles élévateurs de la mâchoire qui tirent en haut et en dehors le fragment postérieur, tandis que le fragment antérieur est porté en bas et en arrière par les muscles sus-hyroïdiens.

Jusqu'au moment de l'application définitive de l'appareil, j'ordonne au malade 4 ou 5 lavages par jour avec la solution indiquée.

Sous l'influence de cette médication, la douleur locale est un peu moins vive et l'état général devient meilleur. Le malade peut dormir, il n'a plus de frissons. Malheureusement, la construction de l'appareil présenta de sérieuses difficultés. J'essayai d'abord d'en appliquer un en aluminium ; le déplacement était si considérable que je ne pus rien obtenir. Je dus en faire un nouveau en alliage dentaire. Ce dernier fut même assez difficile à fixer ; on ne pouvait songer à prendre un point d'appui ni sur les deux dernières molaires restantes ni sur les dents antérieures. Toutes étaient trop ébranlées. Je fus contraint de fixer l'appareil aux dents du côté opposé à l'aide de fils métalliques. Je fus même obligé de le retirer à différentes reprises pour constater *de visu* l'état de la plaie et enlever de nouveaux séquestres devenus mobiles. Au bout de 15 jours on put sentir nettement, à l'aide du doigt promené sur le bord inférieur du maxillaire, que les deux fragments étaient réunis par un cal déjà solide. L'état du malade était complètement changé, le faciès avait repris son aspect normal et sa faiblesse extrême avait disparu.

La consolidation était parfaite le 30 juillet et je pus enlever définitivement l'appareil, — consolidation de *toutes* les *dents* du voisinage de la fracture et particulièrement des deux dernières molaires que j'avais considérées comme perdues. L'articulation était si satisfaisante que nulle part il n'existait un écartement de 1 millimètre entre une dent et la dent antagoniste (fig. 2).

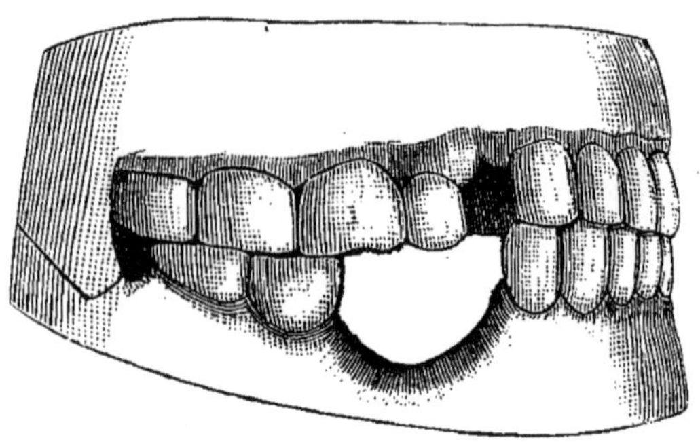

Figure 2.
Empreinte prise après l'enlèvement de l'appareil.

Cette observation me paraît présenter plusieurs points intéressants.

1° Lorsque le malade vint pour la première fois à la clinique de l'Ecole dentaire, il y avait un mois que la fracture du maxillaire avait été produite ; pendant ce temps aucun appareil n'avait été appliqué, aucune désinfection n'avait été faite, de telle sorte que le foyer avait servi de réceptacle à tous les liquides buccaux ;

2° L'existence de séquestres multiples était probablement causée par la présence du pus plutôt que par une fracture comminutive. Il y avait lieu de craindre, étant donnée l'intensité des accidents locaux, qu'il ne se développât une ostéite suppurée beaucoup plus étendue du corps du maxillaire ;

3° La fracture avait été faite au cours d'une extraction au davier, n'ayant pas présenté de difficultés particulières ; c'est assez rare ;

4° Les accidents septiques généraux revêtaient une intensité réellement inquiétante.

———

J'ai fait connaître l'application de l'appareil sans insister sur les indications et les détails techniques de la construction. Je vais revenir maintenant sur ce point. J'ai déjà eu l'occasion en une autre circonstance de préconiser l'emploi des appareils qui laissent la liberté aux mouvements de l'articulation temporo-maxillaire. Deux peuvent servir de types : l'attelle interdentaire métallique et l'appareil de M. Martin, de Lyon.

Avec eux seuls, le dentiste peut faire face à toutes les exigences de la pratique dans les cas de fracture simple ou compliquée du maxillaire inférieur, sauf pour les fractures de la branche montante, du condyle et de l'apophyse coronoïde, pour lesquelles l'appareil de Cunning devra être employé, l'immobilité de l'articulation étant dans ce cas indispensable. Ces fractures sont extrêmement rares. Cet appareil est encore indiqué chez les sujets tout à fait édentés ; il sera complété par de petites ailettes en acier, reliant l'appareil à un couvre-chef.

Le traitement des fractures du maxillaire inférieur comprend quatre temps ou plutôt quatre opérations différentes, dont les trois premières sont préliminaires ; ce sont :

1° La prise de l'empreinte ou moulage des mâchoires ;

2° La réduction de la fracture sur ces moulages et d'après l'articulation ;

3° La confection d'un appareil contentif sur le moule de la fracture réduite ;

4° La réduction de la fracture sur le malade et la pose de l'appareil contentif construit d'après le moulage.

C'est une application intéressante et indispensable de la prothèse dentaire à la chirurgie. Elle seule fournit le moyen de répondre sûrement aux indications dans la plupart des cas de fracture des mâchoires.

Les appareils plus ou moins ingénieux figurés dans les traités classiques représentent l'enfance de l'art et manquent le plus souvent leur but.

J'ai dit que deux appareils peuvent servir de types ; nous allons les décrire et discuter leurs indications et contre-indications.

L'attelle interdentaire métallique est l'appareil le plus simple que l'on ait encore employé. Elle se compose d'une coiffe métallique emboîtant toute l'arcade dentaire de la mâchoire fracturée, recouvrant entièrement les dents et une faible partie de la gencive. De nombreux trous y seront percés de manière à ce qu'on puisse irriguer facilement et abondamment non seulement le foyer de la fracture, mais encore toute la région recouverte par l'appareil. Prenant son point d'appui exclusivement sur les dents, elle est fixée à l'aide de fils métalliques, de vis ou de lamelles passés dans les espaces interdentaires. Son emploi doit être réservé exclusivement au cas d'un maxillaire fracturé, possédant au moins 4 ou 5 dents solides permettant de pouvoir servir de points de rétention suffisants.

Cet appareil peut être construit avec tous les métaux dont nous nous servons pour nos appareils de prothèse, toutefois l'aluminium et l'alliage dentaire, à cause de leur malléabilité, devront être choisis de préférence.

Ses avantages sont considérables ; le principal, c'est qu'il laisse la liberté à l'articulation temporo-maxillaire, de sorte que l'alimentation est facile, et on peut arriver aux substances solides dans un temps relativement court.

Par le fait même de cette alimentation, nous verrons le malade dont la nutrition aura souffert depuis le jour où la fracture s'est produite recouvrer rapidement ses forces ; cela hâtera la formation du cal et la guérison même.

Le malade peut parler très facilement, ce qui lui permettra de reprendre ses occupations au bout de quelques jours. Comme l'appareil est exclusivement intra-buccal, il n'est ni plus disgracieux ni plus gênant qu'une autre pièce prothétique. Les lavages antiseptiques, un des points les plus importants du traitement, sont extrêmement faciles et peuvent être faits sans nécessiter le déplacement de l'appareil (fig. 3).

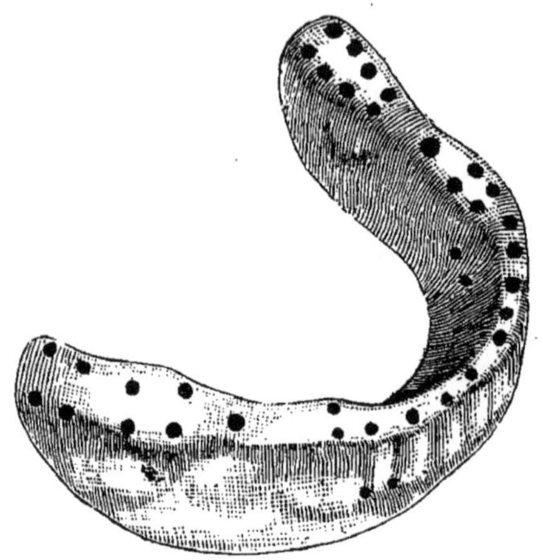

Figure 3.
Appareil ayant servi à la contention de la fracture.

Ces avantages sont sérieux, et l'emploi de cet appareil nous paraît absolument indiqué toutes les fois qu'il n'existe pas certaines conditions s'opposant absolument à son application.

Il y en a deux fondamentales :

1° Les plaies pénétrantes de la joue, communiquant avec le foyer de la fracture ;

2° L'état du système dentaire.

L'ébranlement des dents restantes, produit par une cause quelconque, ne permet guère de placer sur elles un fil métallique ; ce serait un moyen infaillible de provoquer leur chute.

Si le nombre de dents restant sur le maxillaire est insuffisant, c'est une contre-indication absolue.

Le second appareil dont nous allons parler, celui de Martin, de Lyon, est à peu près le seul qui convienne lorsqu'il n'existe plus les dents nécessaires à la rétention du précédent.

Nous aurons avec cet appareil les mêmes avantages que nous avons vus avec ce dernier et il repose sur le même principe de la liberté d'articulation. Il est donc tout indiqué pour le remplacer lorsque celui-ci ne peut être employé, pour une raison ou pour une autre ; il donnera certainement des résultats bien supérieurs à tous les points de vue à la fronde, car celle-ci ne se recommande par aucune qualité.

L'appareil Martin se compose de deux coiffes métalliques en tôle d'acier, se recouvrant exactement et moulant l'arcade dentaire. Ces coiffes sont, comme l'appareil primitivement décrit, percées de trous.

L'une des gouttières supporte à sa face antérieure et sur la ligne médiane un ressort qui se recourbe pour sortir de la bouche, de façon à ne pas blesser la lèvre inférieure, et qui va se fixer à la mentonnière en tôle vernie.

Cette mentonnière est articulée en trois parties et s'étend de chaque côté sur les joues. Elle porte à chacune de ses extrémités deux petits crochets destinés à attacher une bande de caoutchouc venant se fixer sur le sommet de la tête.

Entre la mentonnière et la peau on place des compresses de toile pour recueillir le pus ou la salive, ou bien des pansements si cela est nécessaire. L'articulation de la mentonnière permet leur renouvellement facile. Une cause a souvent fait délaisser l'emploi de l'appareil Martin : je veux parler de la difficulté que l'on rencontre dans sa construction. Cependant, avec quelques petites modifications, on en vient facilement à bout. La tôle d'acier recommandée par Martin étant un métal peu malléable et dont la manipulation ne nous est pas familière, peut être remplacée, pour la partie intra-buccale, par l'alliage dentaire, métal très malléable et dont la rigidité après l'estampage est suffisante.

Pour la mentonnière, le zinc estampé peut très bien être substitué à la tôle d'acier. Mon collègue M. Gillard a remarqué que les ressorts rivés directement à la coiffe s'oxydent avec rapidité au contact des liquides buccaux et par conséquent se brisent avec trop de facilité, il a réalisé un progrès en soudant à la gouttière un prolongement du même métal (alliage dentaire), auquel il donne la courbure nécessaire à la sortie des lèvres, il y rive ensuite son ressort qui est ainsi à l'abri du milieu buccal.

On peut avec ces légers changements construire facilement cet appareil.

Il sera indiqué pour tous les cas où l'attelle dentaire simple serait insuffisante ou contre-indiquée.

Dans les cas de fracture double ou triple à déplacement considérable, et surtout lorsqu'une plaie cutanée vient par sa présence compliquer la fracture, il y a une grande importance à pouvoir pratiquer les pansements antiseptiques les plus minutieux et les plus fréquents, car presque toujours ces plaies font communiquer le foyer de la fracture avec l'extérieur, ce qui facilite la septicémie.

La mentonnière articulée, permettant de faire des pansements nombreux sans qu'on soit obligé de la retirer, est dans ce cas d'un grand secours.

J'ai voulu indiquer l'importance du choix d'un appareil laissant la liberté des mouvements de l'articulation temporo-maxillaire et permettant de pratiquer la plus large antisepsie. Je vais vous présenter le malade dont le cas fait l'objet de cette communication et vous pourrez juger si l'application d'un appareil de ce genre a été heureuse.

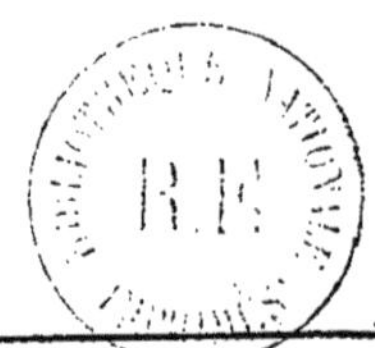

Châteauroux. — Typ. et Stéréotyp. A. Majesté et L. Bouchardeau.

www.ingramcontent.com/pod-product-compliance
Ingram Content Group UK Ltd.
Pitfield, Milton Keynes, MK11 3LW, UK
UKHW021722130726
13696UKWH00006B/2474